マルチアングル人体図鑑
いのちと細胞

監修／高沢謙二

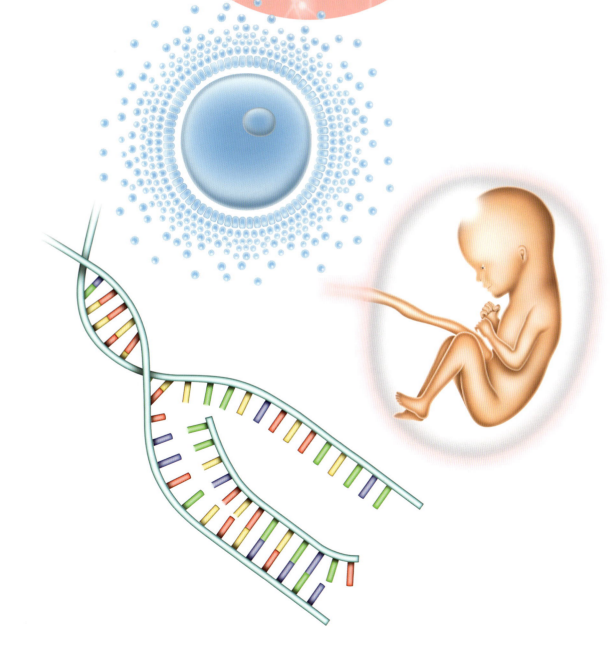

□監修者紹介
高沢謙二（たかざわ　けんじ）
東京医科大学名誉教授、東京医科大学病院健診予防医学センター特任教授、信濃坂クリニック院長、北京大学客員教授。東京医科大学卒業。長年にわたって心臓病や高血圧の予防と治療に取り組んでいる。「血管年齢」という指標の考案者。著書に、『声に出して覚える心電図』（南江堂）、『動脈硬化を予防する！　最新治療と正しい知識』（日東書院本社）ほか多数。

いのちのふしぎ

　ひとりの人間のいのちは、1つの卵子と、1つの精子が出合ったところから始まります。卵子も精子も、1つの細胞です。細胞って、なんでしょうか？

　からだの中を拡大して見ていくと、とても小さなものがあつまってできていることがわかります。人間はそれを「細胞」と名づけました。細胞は、1000倍くらいに拡大したときに、やっと1ミリメートルくらいに見える大きさです。細胞の中には、さらに小さな「はたらき者」がいて、エネルギーをつくったり、新しい細胞をつくったり、古い細胞をこわしたりしています。じぶんではわからない、さまざまなしくみがはたらいて、生きているのだと思うと、ふしぎな気持ちになりますね。まだまだわからないことがたくさんある、「いのちのふしぎ」にせまってみましょう。

マルチアングル人体図鑑　いのちと細胞

目次

母親になる器官がある
女性のからだ ……… 4

いのちが誕生する場所
子宮・卵巣と卵子 ……… 6

父親になる器官がある
男性のからだ ……… 8

精子をつくってわたす
精巣・精のうと精子 ……… 10

卵子と精子の出合い
受精 ……… 12

子宮の中で38週かけて育つ
胎児の成長 ……… 14

からだをつくっているもの
全身の細胞 ……… 16

きほんのつくりは同じ
細胞の構造 ……… 18

小さなはたらき者
細胞小器官 ……… 20

ひとりひとりの設計図
DNA ……… 22

両親から1セットずつもらう
染色体 ……… 24

分身をつくってふえる
細胞分裂 ……… 26

どんな細胞にも変身できる
iPS細胞 ……… 28

さくいんと用語解説 ……… 30

母親になる器官がある
女性のからだ

人間のからだは、骨の数や内臓のつくりなどは女性も男性も同じだが、ちがうところもある。もっとも大きなちがいは**生殖器**だ。生物がじぶんと同じ種類の生物をつくりだすこと、つまり、子どもをつくることを**生殖**といい、そのための器官を生殖器という。

女性の生殖器は、**卵巣、卵管、子宮、膣**など。子宮は赤ちゃんが育つ場所なので、女性の骨盤の内側は男性よりスペースが広い。

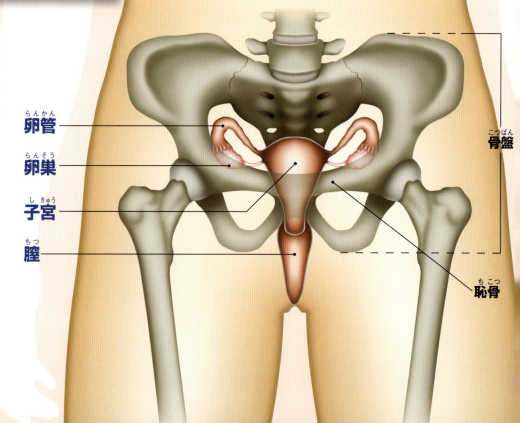

骨盤の中に守られるようにして生殖器がある。

ビューポイント: 正面から見る

- 卵管
- 卵巣
- 子宮
- 膣
- 骨盤
- 恥骨

思春期の女性のからだの変化

人間には、急速に成長する時期が2回ある。1回目は、生まれてから最初の1年間。2回目は、**思春期**だ。10代前半くらいが思春期にあたり、女性は月経が始まる（→P7）。また、身長の伸び方が速くなるのと同時に、脂肪がついて、乳房が大きくなり、骨盤が広がって、からだ全体が丸くやわらかい形になる。

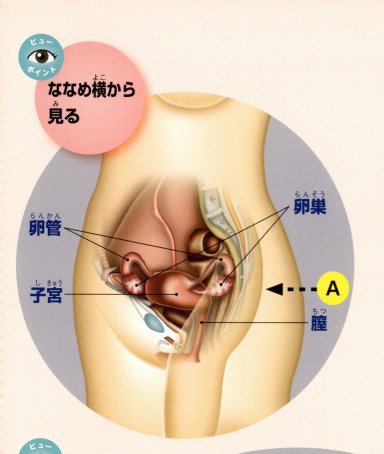

ビューポイント
ななめ横から見る

- 卵管
- 卵巣
- 子宮
- 膣

ホルモンのやくわり

思春期にからだの変化がおこるのは、ホルモンという物質が出されるため。ホルモンは、女性の卵巣や、男性の精巣（→P8）、頭の中の視床下部や脳下垂体という部分などから出され、血液で運ばれて、からだの必要な部分にはたらきかける。

ホルモンにはたくさんの種類とはたらきがあるが、思春期には性ホルモンと成長ホルモンが多く分泌されるようになる。

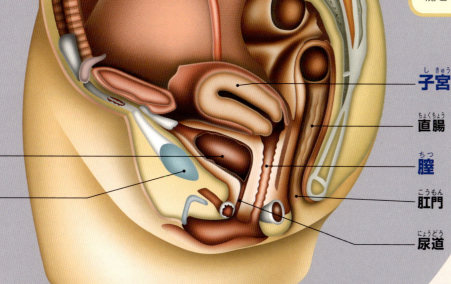

ビューポイント
Aの方向からの断面を見る

- 膀胱
- 恥骨
- 子宮
- 直腸
- 膣
- 肛門
- 尿道

マルチアングル人体図鑑 いのちと細胞

いのちが誕生する場所
子宮・卵巣と卵子

4ページでも見たように、子宮の上部からは、2本の卵管が左右に伸びている。それぞれの卵管の先に卵巣があり、2つの卵巣の中にはあわせて約200万個の卵子が入っている。女性は生まれたときから卵子をもっていて、思春期がおとずれると、左右の卵巣から毎月交互に1つずつ、卵子がとび出すようになる。これを排卵といい、排卵された卵子が男性の精子と結びつけば、新しい生命の誕生だ（→P12）。

ビューポイント　卵子のつくり

卵子は1つの細胞でできている。直径0.1～0.2mmくらいで、人間のからだの中でいちばん大きい細胞だ。

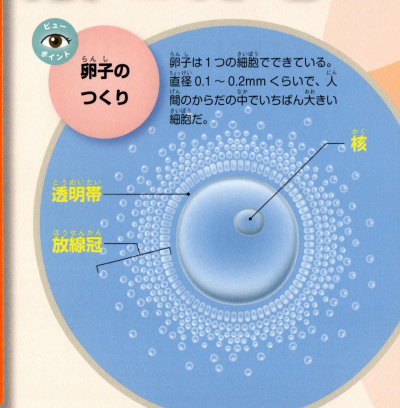

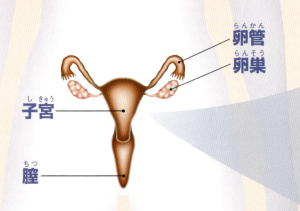

ビューポイント　生殖器の中を見る

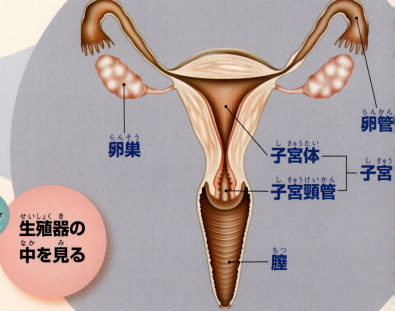

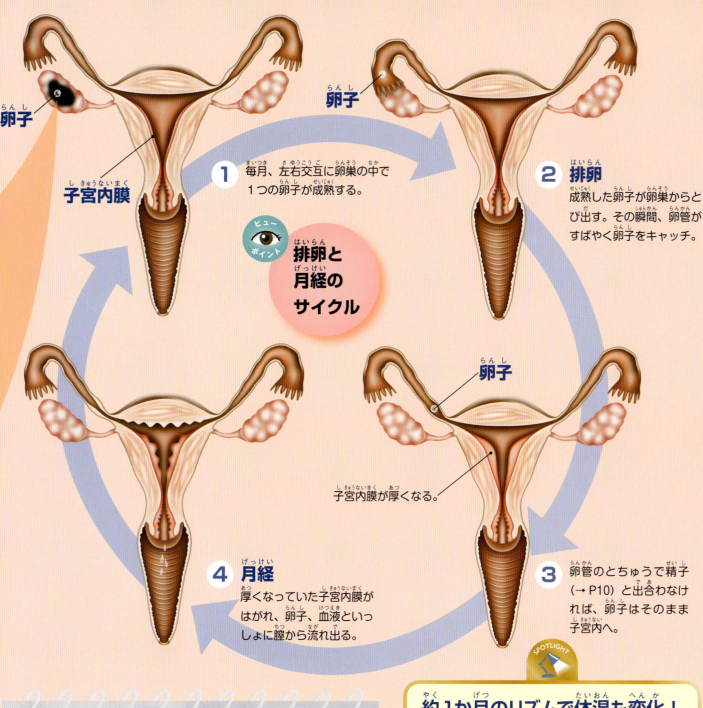

排卵と月経のサイクル

1 毎月、左右交互に卵巣の中で1つの卵子が成熟する。

2 排卵 成熟した卵子が卵巣からとび出す。その瞬間、卵管がすばやく卵子をキャッチ。

3 卵管のとちゅうで精子（→P10）と出合わなければ、卵子はそのまま子宮内へ。子宮内膜が厚くなる。

4 月経 厚くなっていた子宮内膜がはがれ、卵子、血液といっしょに膣から流れ出る。

Q 月経って何？

A 排卵によって卵巣からとび出した卵子は、卵管に吸いこまれるように入り、子宮にむかってすすんでいく。そのあいだに、子宮の内側をおおっている子宮内膜が厚く、ふかふかのふとんのようになって、赤ちゃんを育てるための準備をする。けれども、卵子が卵管にいるあいだに精子と結びつかなければ、その準備が必要なくなる。そこで、子宮内膜がはがれ落ち、卵子は血液といっしょに流れ出る。これが**月経**だ。

約1か月のリズムで体温も変化！

卵巣の中で1つの卵子が成熟し、排卵され、妊娠しなければ月経がおこり、またつぎの卵子が成熟する……というサイクルは、約1か月ごとのリズムでくり返される。このリズムで、女性は体温も変化している。排卵のときは体温がいちばん低く、そのあと月経が始まるまでは体温が高くなる。低いときと高いときの体温の差は、病気で熱が出るのとはちがって気づかない程度だが、体温の変化になれているぶん、女性は男性より発熱に強いといわれている。

父親になる器官がある
男性のからだ

男性には、精子（→P10）がつくられる精巣や、陰のう、陰茎、精のう、前立腺などの生殖器がある。精子をつくって女性にわたし、父親になることが男性の生殖器のやくわりだ。精子をわたすために、陰茎は女性の膣の中に入れられる形をしている。また、陰のうと陰茎はからだの外に出ているので、からだのほかの部分より温度が低い。精子は高温に弱いので、このことが役立っている。

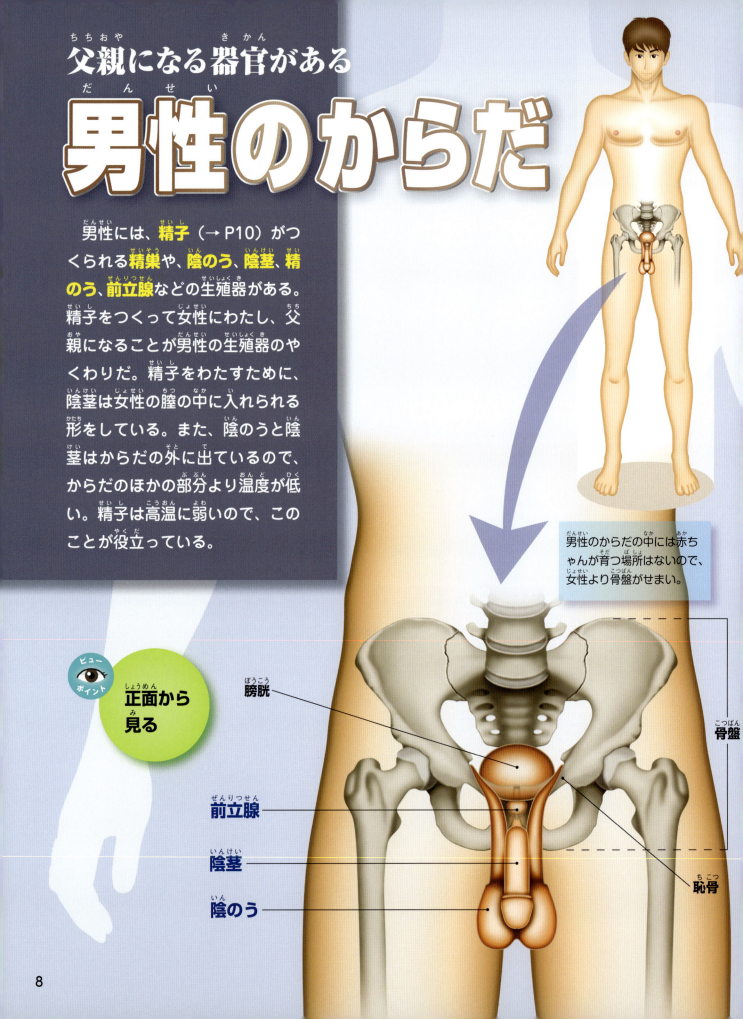

男性のからだの中には赤ちゃんが育つ場所はないので、女性より骨盤がせまい。

ビューポイント：正面から見る

膀胱
前立腺
陰茎
陰のう
骨盤
恥骨

思春期の男性のからだの変化

男性は、思春期になると射精が始まる（→P11）。身長の伸び方が速くなるのと同時に、女性よりも筋肉がつき、肩幅が広くなり、がっしりした体つきになる。ひげがはえたり、のどの喉頭が大きくなって、のどぼとけが前にとび出すのも男性の特徴だ。喉頭が大きくなるときに声帯も伸びるので、声が低くなって**声変わり**する。

ビューポイント
横から見る

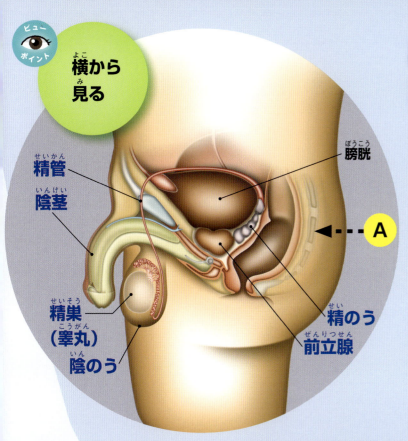
- 膀胱
- 精管
- 陰茎
- 精巣（睾丸）
- 陰のう
- 精のう
- 前立腺
- A

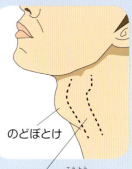
- のどぼとけ

ここに喉頭という、息をするときに空気がとおる管がある。

ビューポイント
Aの方向からの断面を見る

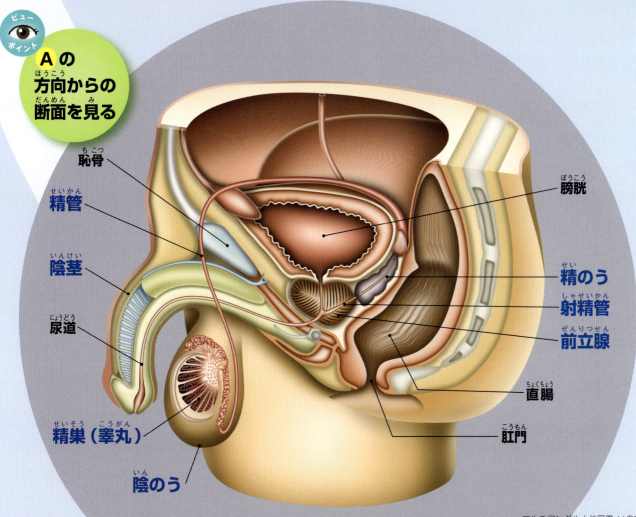
- 恥骨
- 精管
- 陰茎
- 尿道
- 精巣（睾丸）
- 陰のう
- 膀胱
- 精のう
- 射精管
- 前立腺
- 直腸
- 肛門

精子をつくってわたす
精巣・精のうと精子

精子は、女性の卵子のように生まれたときからもっているのではなく、思春期になるころから、からだの中でつくられ始める。精巣の細胞が育って精子になるが、毎日、数千万〜1億個もの精子がつくられていく。精子は精のうの分泌物と混ざって精液になり、尿道をとおって陰茎から外に出されるしくみだ。

ビューポイント　生殖器の中を見る

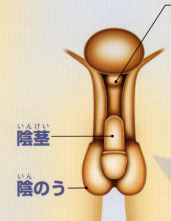

前立腺
栗の実のような形と大きさをしている。前立腺から分泌される前立腺液も精液の一部で、精子の生命力を高めるはたらきをしているといわれる。

陰茎
陰のう

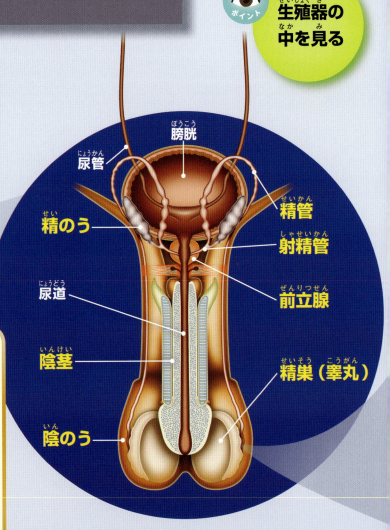

膀胱
尿管
精のう
精管
射精管
尿道
前立腺
陰茎
精巣（睾丸）
陰のう

SPOTLIGHT
陰のうはデリケート！

陰のうは、精巣をつつんでいる袋のようなもの。陰のうの中は体温よりも2℃くらい低くなっていて、これが精子が元気でいられる温度だ。寒いときは熱をにがさないように陰のうがちぢみ、暑いときは陰のうが伸びて熱を放出しやすくしている。

精巣は、胎児（→P14）のときはおなかの上のほうにあり、生まれて1か月くらいで陰のうまでおりてくる。このとき、神経もおなかから陰のうまでのびてくる。陰のうをぶつけると、おなかの中までひびくように痛いのは、こんな理由があるからだ。

精子を拡大

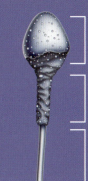

- 頭部
- 中間部
- 尾部

精子も卵子のように1つの細胞でできているが、長さは0.05mmくらいで、卵子よりもずっと小さい。

精子のつくり

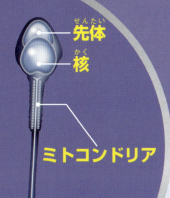

- 先体
- 核
- ミトコンドリア

精子は尾をつかって動くので、そのエネルギーをつくるためのミトコンドリア（→P20）が中間部に入っている。

 ## 精巣を拡大

- 精巣上体（副睾丸）
- 精細管
- 精管
- 精巣（睾丸）

精細管
精巣の中にはたくさんの精細管がある。ここで精子がつくられて、精巣上体にたくわえられて成熟し、精管をとおってからだから出る。

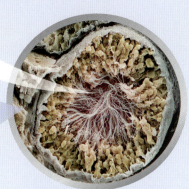

精細管の中のたくさんの精子

 Q 射精って何？

A 精液を陰茎から出すことを射精といい、1回の射精で1億〜4億個ほどの精子が出される。男性は10歳を過ぎたころから射精するようになる。

卵子と精子の出合い
受精（じゅせい）

卵子と精子が出合うのは、卵管の先の、卵巣に近い場所。1億個以上の精子が放出されても、ここにたどりつけるのは、わずか数百個だ。強くて、運もよかった精子だけがここまで来る。その中でも、卵子の中まで入ることができるのはたった1個の精子。こうして卵子と精子が結びつくことを**受精**という。

ビューポイント　受精のしゅんかん

精子は透明帯をつきやぶって卵子に頭を入れる。すると卵子が変化して、ほかの精子は中に入れなくなる。たくさんの精子の中で、卵子と結びつけるのはたった1つだ。

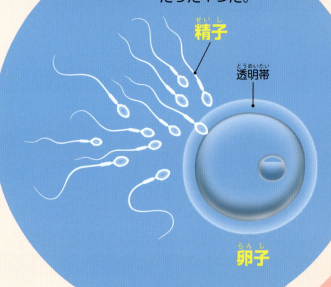

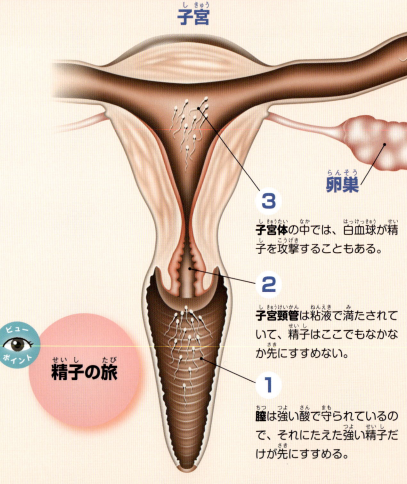

ビューポイント　精子の旅

1 膣は強い酸で守られているので、それにたえた強い精子だけが先にすすめる。

2 子宮頸管は粘液で満たされていて、精子はここでもなかなか先にすすめない。

3 子宮体の中では、白血球が精子を攻撃することもある。

4 卵管には線毛という細い毛がはえていて、精子がすすむ向きとは反対に動く。その動きに負けないですすめば、受精できる場所まであと少し。

5 卵管の先のほうの少し広くなった場所にたどりつき、ここで卵子と出合えば受精がおこなわれる。

受精卵の着床

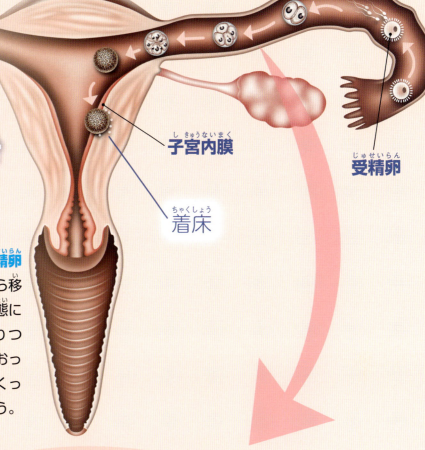

子宮内膜

着床

受精卵

受精からおよそ7〜10日後に着床する

精子と結びついた卵子を**受精卵**という。受精卵は分裂しながら移動していき、**胚盤胞**という状態になって目的地の子宮にたどりつく。そして、子宮の内側をおおっている子宮内膜にくぼみをつくっておさまる。これを**着床**という。

卵割をくわしく見る

受精からおよそ24時間後に2つの細胞に分裂

受精卵の細胞は分裂して、2、4、8、16……と倍ずつふえていく。これを**卵割**という。

 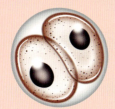 → 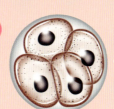 →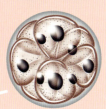

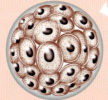 ←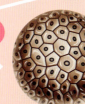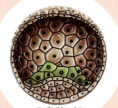

④ 分裂がすすむと、桑の実に似てくるので、桑実胚とよばれる。

⑤ **胚盤胞** 分裂が終わると、細胞は外側にあつまり、中には液体がたまった胚盤胞になる。

胚盤胞の中

マルチアングル人体図鑑 いのちと細胞 13

子宮の中で38週かけて育つ
胎児の成長

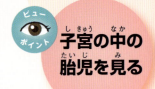
ビューポイント 子宮の中の胎児を見る

子宮内膜に着床した受精卵は、赤ちゃんとして生まれるまで、母親の子宮の中で育っていく。母親にとっては、受精卵の着床から出産までが、**妊娠**とよばれる状態だ。受精卵はどんどん変化していき、着床から7週目までは**胚子**、8週目からは**胎児**とよばれるようになる。胎児は、子宮内膜にできた**胎盤**から、**へその緒**（臍帯）をとおして酸素や栄養を受けとりながら、38週から40週かけて成長していく。

いつ、どんな部分ができてくる？

3週目
胚子とよばれる時期。まだ身長は3cmくらいだが、手、足、目、心臓などになる部分がもうわかる。30日目ころには心臓が鼓動をうち始める。

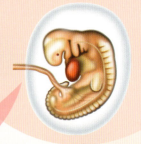

6週目
手足に指がつくられ始めるが、指のあいだには水かきのようなものがある。

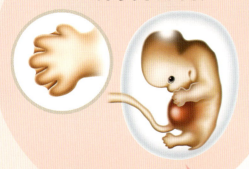

7〜8週目
目、鼻がはっきりしてきて、からだの形も赤ちゃんらしくなってくる。性別は受精したしゅんかんに決まるが、生殖器のちがいが見た目でわかるようになるのは8週目くらい。

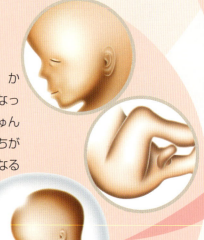

23週目

手、足、内臓などがほぼすべて完成し、耳も聞こえるようになっている。

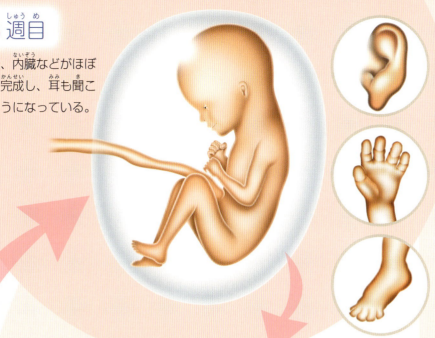

15週目

胎児の成長とともに、子宮の中には胎盤がつくられていく。胎盤と胎児はへその緒でつながれていて、胎盤からは酸素と栄養を、胎児からはいらなくなったものを、へその緒をとおして送っている。

胎盤

羊膜 中を羊水が満たしている。

へその緒（臍帯） 中に血管がとおっている。

羊水 しょうげきから胎児を守るやくわりがあり、胎児の成長をうながす成分もふくんでいる。胎児は羊水に浮かんで成長する。

誕生まぢか

35週目くらいになると、胎児はじぶんで回転して下向きになり、頭から出られるように準備する。

胎盤

子宮体

子宮頸管

膣

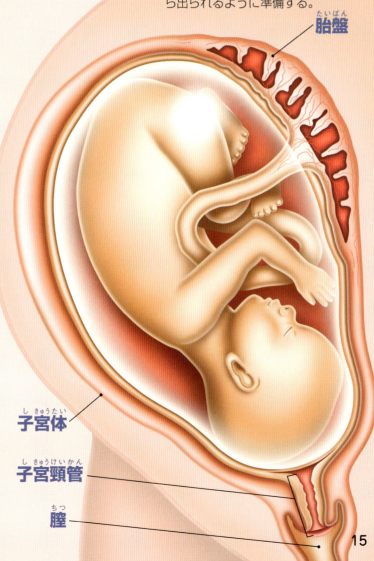

頭が下向きにならなかったら…

出産の時期が近づいても、頭が下にならない胎児もいて、その状態を逆子とよんでいる。逆子は、子宮頸管や膣のせまい道をとおって外へ出てくるときに、足や腕がひっかかってしまう危険があるため、その前に手術をして取り出すことが多い。

からだをつくっているもの
全身の細胞

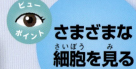
さまざまな細胞を見る

　人間は、卵子という1つの細胞と、精子という1つの細胞が結びついたときにつくられ始め、完成すると約60兆個もの細胞があつまったからだになる。細胞は、からだをつくっている基本の単位だ。人間以外の生物も細胞でできている。

　細胞はやくわりによって形や大きさがことなるが、同じなかまがあつまると、筋肉組織や脂肪組織などの組織になる。それぞれの組織がまとまると、心臓、胃、骨、皮膚など、ある目的のためにはたらく器官ができる。

線維芽細胞
組織のあいだをうめる結合組織の一部。

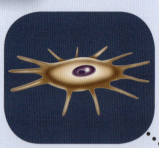

血液細胞
血液には、酸素を運ぶ赤血球、細菌やウイルスからからだを守る白血球、血管が傷ついたときに血をかためて修復する血小板などの細胞がある。

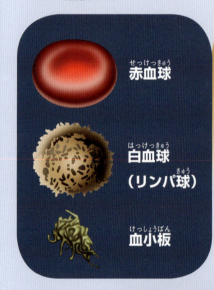

赤血球

白血球
（リンパ球）

血小板

脂肪細胞
脂肪をたくわえる細胞。核や細胞小器官（→P18）が、はしのほうによっている。

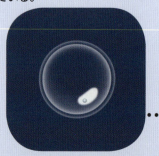

骨細胞
長い突起でまわりの骨細胞とつながっている。

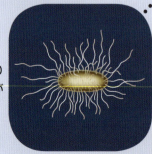

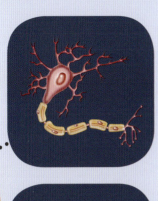
神経細胞
からだじゅうにはりめぐらされている細胞で、1つの神経細胞からべつの神経細胞へと情報が伝えられていく。

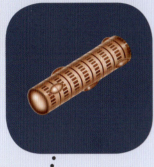
骨格筋の細胞
細長い細胞で、筋線維とよばれる。

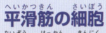
平滑筋の細胞
内臓や血管の筋肉をつくっている。

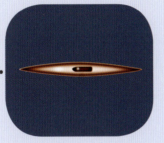
上皮細胞
からだの表面をおおう部分や、胃や腸の粘膜の細胞。

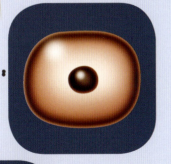

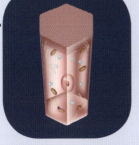
栄養吸収細胞
柱のような形をした細胞で、小腸の内側のかべに並んでいる。

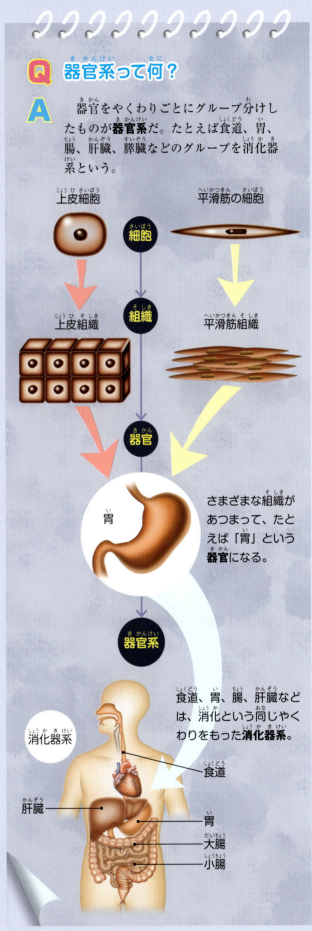

Q 器官系って何？

A 器官をやくわりごとにグループ分けしたものが**器官系**だ。たとえば食道、胃、腸、肝臓、膵臓などのグループを消化器系という。

上皮細胞 / 平滑筋の細胞 → 細胞
上皮組織 / 平滑筋組織 → 組織
→ 器官

さまざまな組織があつまって、たとえば「胃」という**器官**になる。

→ 器官系

食道、胃、腸、肝臓などは、消化という同じやくわりをもった**消化器系**。

消化器系 / 食道 / 肝臓 / 胃 / 大腸 / 小腸

細胞の構造

きほんのつくりは同じ

細胞は、外から見るといろいろな大きさや形のものがあるが、中を見ると、つくりはほとんど同じだ。細胞1つの大きさは、およそ10〜30マイクロメートル（1マイクロメートルは1メートルの100万分の1）、つまり、1000分の1〜3ミリメートルくらい。その小さな細胞の中に、さらに小さな**細胞小器官**（→P20）がいくつも入っている。

ビューポイント：外側から見た細胞

ビューポイント：外側をすかしていって…

ビューポイント：細胞の中を見る

細胞は、細胞膜につつまれていて、細胞質という成分で満たされている。その中に、核、小胞体、ミトコンドリア、中心体、リソソーム、リボソーム、ゴルジ体などの細胞小器官がうかんでいる。

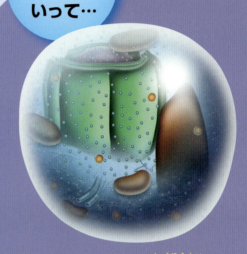

図の各部名称：核、細胞膜、細胞質、小胞体、リソソーム、リボソーム、A、ゴルジ体、ミトコンドリア、中心体

ビューポイント

Aの方向からの断面を見る

核
中にDNA（→ P22）が入っている。

小胞体

リソソーム
細胞内の古くなったものなどを分解する（→ P21）。

リボソーム
たんぱく質を合成する（→ P21・P26）。

細胞膜

細胞質

ゴルジ体

ミトコンドリア
からだのエネルギーをつくりだす生産工場（→ P20）。

中心体（中心小体）
細胞分裂（→ P27）をするときに重要なはたらきをする。

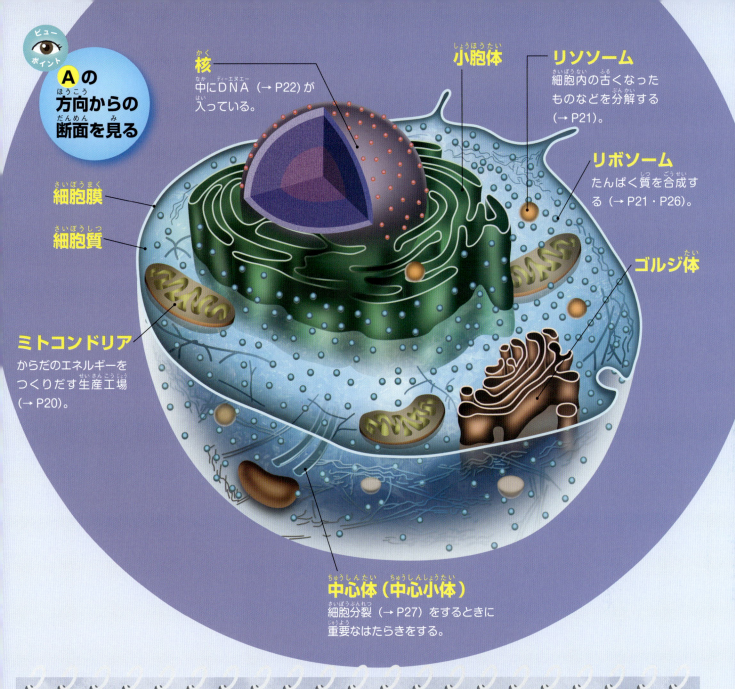

Q 植物の細胞はどうなっているの？

A 植物細胞にも、動物細胞と同じように核やミトコンドリアなどの細胞小器官がある。そのほか、動物細胞にはない**細胞壁、葉緑体、液胞**をもっている。細胞壁は、植物にとって骨のようなやくわりだ。葉緑体は、光のエネルギーと二酸化炭素をつかって、糖と酸素をつくるという、光合成のしごとをしている。

植物細胞

細胞壁
細胞膜
細胞質
核
ゴルジ体
リボソーム
ミトコンドリア
小胞体
リソソーム
液胞
水分や糖などの栄養をたくわえる。
葉緑体
光合成をおこなう。

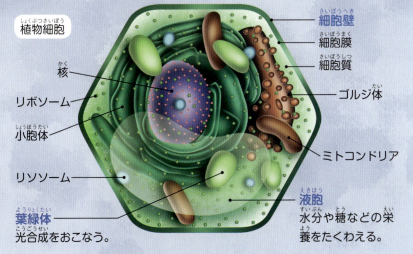

マルチアングル人体図鑑 いのちと細胞　19

小さなはたらき者
細胞小器官

気がつかないけれど、細胞の中ではいつも、なん種類もの**細胞小器官**がそれぞれ大切なしごとをしている。たとえば**ミトコンドリア**のしごとは、エネルギーをつくりだすこと。**リソソーム**という小さな丸いつぶのような細胞小器官は、**オートファジー**というしごとにかかわっている。細胞小器官のしごとは複雑で、まだはっきりとわかっていないものもある。

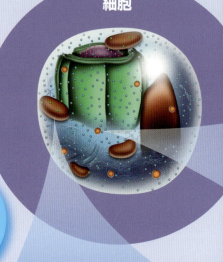
細胞

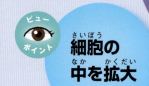
ビューポイント 細胞の中を拡大

エネルギー生産工場、ミトコンドリア

1つの細胞の中には、平均すると数百個ものミトコンドリアがある。ミトコンドリアをたくさんもっているのは、骨格筋や心臓など、エネルギーをたくさんつかう場所の細胞だ。ミトコンドリアは、エネルギーの生産工場ともよばれている。

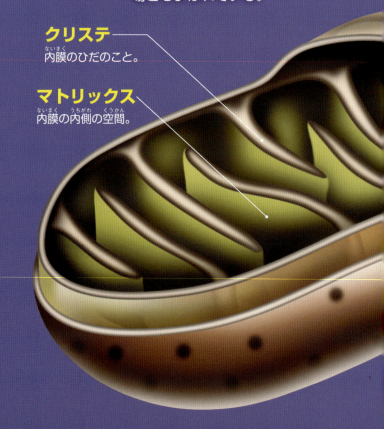

クリステ
内膜のひだのこと。

マトリックス
内膜の内側の空間。

SPOTLIGHT

ミトコンドリアの内膜は、外膜よりずっと大きい！

ミトコンドリアは、カーテンのひだのような内膜を、外膜がすっぽりおおうつくりになっている。ひだを広げると、内膜は外膜の5倍くらいの大きさになるので、たくさんのエネルギーをつくりだすことができる。

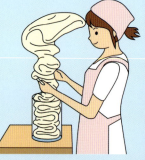

分解工場、リソソーム

リソソームは、いろいろな物質を分解する酵素をもっていて、分解工場のようなしごとをしている。分解するのは、古くなった細胞質や細胞小器官などだ。細胞質も細胞小器官も、おもにたんぱく質でできていて、分解するとアミノ酸になる。たんぱく質はもともと、アミノ酸がつながってできたものなのだ。分解によってできたアミノ酸は、新しいたんぱく質をつくるために再利用される。このリサイクルシステムをオートファジーという。

※オートファジーのしくみを解明した大隅良典教授は2016年にノーベル賞を受賞した。

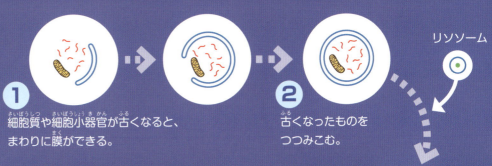

❶ 細胞質や細胞小器官が古くなると、まわりに膜ができる。

❷ 古くなったものをつつみこむ。

リソソーム

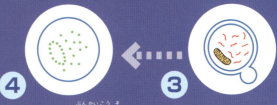

❸ リソソームがくっつく。

❹ リソソームの分解酵素がなかみを分解する。

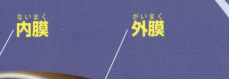

内膜　外膜

Q　からだは何からできている?

A　細胞は、からだを構成するきほんの単位だが、からだをつくっている基本の材料は**たんぱく質**だ。細胞小器官のうちの多くが、たんぱく質にかかわるしごとをしている。たとえば**リボソーム**は、アミノ酸をつなげてたんぱく質を合成する（→P26）。**小胞体**は、リボソームが合成したたんぱく質をとりこんで小胞をつくる。**ゴルジ体**は、その小胞を取りこみ、からだの必要な場所にとどくように目印をつけて送りだす。そうやってからだ全体がたんぱく質を中心にしてつくられている。

ひとりひとりの設計図 DNA

細胞ひとつひとつの核の中には、大切な遺伝情報が、DNA（デオキシリボ核酸）という形でしまわれている。DNAは、その人の形や性質を決める設計図のようなものだ。ひとりの人間のDNAは、どの細胞でもまったく同じで、ほかの人のものとはちがう。だから髪の毛1本のDNAを調べるだけで、それがだれのものかを知ることができる。

ビューポイント DNAを拡大して見る

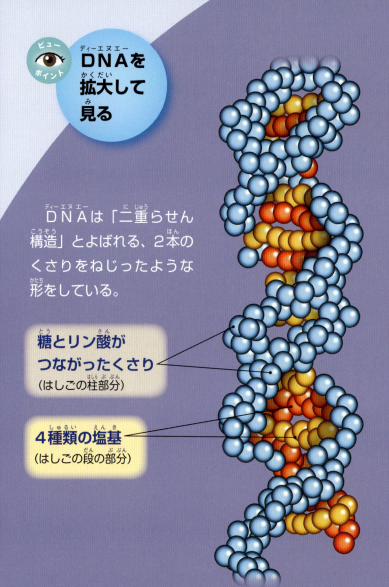

DNAは「二重らせん構造」とよばれる、2本のくさりをねじったような形をしている。

糖とリン酸がつながったくさり
（はしごの柱部分）

4種類の塩基
（はしごの段の部分）

DNAはコンパクトにおさまっている

DNAは、まっすぐ伸ばすと2メートルくらいの長さがある。それが、コイルのようにぐるっとまいて、そのコイルがまたコイルのようにまいていくことで、小さな細胞の中の小さな核の中におさまっている。

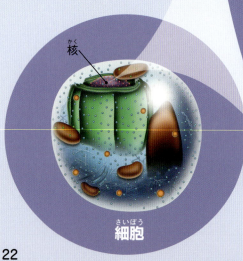

核 / 細胞

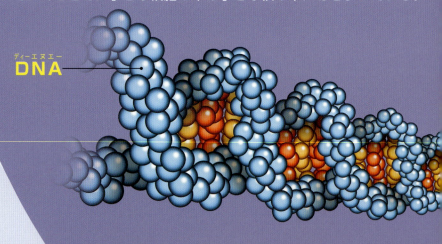

DNA

遺伝情報は、A、T、G、Cの4文字だけで書かれた文章のようなもの！

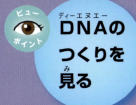

DNAのつくりを見る

はしごの段のような部分は4種類の**塩基**でできていて、塩基の"並び順"が遺伝情報になっている。この遺伝情報を設計図として、からだの**たんぱく質**がつくられる。

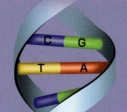
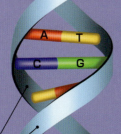
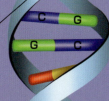
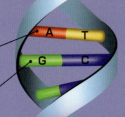

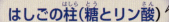

はしごの柱(糖とリン酸)

はしごの段（4種類の塩基）
A（アデニン）とT（チミン）がペアになる
G（グアニン）とC（シトシン）がペアになる

Q DNAはなぜ二重らせん？

A らせん形は、長いひも状のもの（DNA）を、小さないれもの（細胞の核）の中にじょうずにおさめられる形だ。二重になっている理由は、遺伝情報をコピーしてじぶんの分身をつくる（→P26）ためで、コピーするときだけ二重のくさりがほどける。

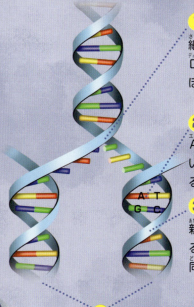

1 細胞が分裂する直前、DNAの二重らせんがほどける。

2 AにはT、GにはCというように、ペアになる塩基ができる。

3 新しい塩基とつながる、糖とリン酸の柱も同時にできる。

4 2つの同じDNAができてコピーの完成。

ヒストン
DNAは、ヒストンというたんぱく質のまわりにコイル状にまきついている。

クロマチン
DNAがまきついたヒストンが、さらにコイル状にまいて、クロマチンという形になっている。

染色体
細胞が分裂するときにクロマチンがあつまってあらわれる（→P24）。

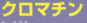
おりたたまれる。

さらにコイル状にまいていく。

染色体

両親から1セットずつもらう

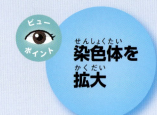
ビューポイント 染色体を拡大

1番染色体
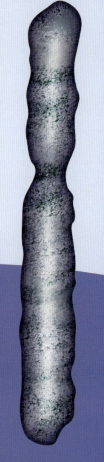

23ページで見たように、染色体の1本1本は、DNAがぐるぐる巻きになってできたもの。人間の1つの細胞の中には、母親からもらった23種類の染色体と、父親からもらった23種類の染色体、あわせて46本の染色体がある。46本分のDNAをぜんぶつなげた長さは2メートル！ここに両親から受けついだ遺伝情報のすべてがおさまっている。

染色体は23種類×2セット

23種類の染色体は、長さの順に1～22番までの番号がつけられている。細胞の核の中にはこれが2セットある。23番目だけはとくべつで、女性はX染色体を2本、男性はX染色体とY染色体を1本ずつもっている。

ビューポイント 46本の染色体

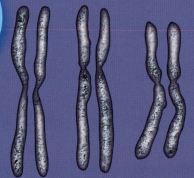

1番染色体　2番染色体　3番染色体　4番染色体　5番染色体　6番染色体　7番染色体　8番染色体　9番染色体

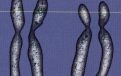

11番染色体　12番染色体　13番染色体　14番染色体　15番染色体　16番染色体　17番染色体　18番染色体　19番染色体　20番染色体　21番染色体

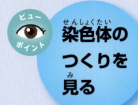

染色体のつくりを見る

染色体がもっている遺伝情報のひとつひとつを**遺伝子**という。どの染色体がどんな遺伝子をいくつもっているのかが、研究によって解明されてきた。

1番染色体
- Rh式血液型の情報
- アミラーゼ（唾液）の情報
- 骨格筋アクチンの情報

Q 性別はどうやって決まるの？

A 卵子はX染色体を1本、精子はX染色体かY染色体のどちらか1本をもっている。赤ちゃんは、母親の卵子と父親の精子から**性染色体**を1本ずつもらい、その組み合わせがXとXなら女の子、XとYなら男の子になる。Y染色体をもっているのは精子だけなので、赤ちゃんの性別を決めるのは精子ということになる。

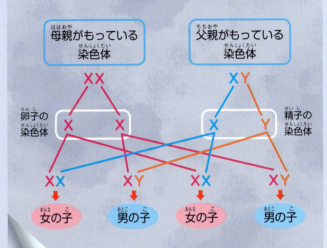

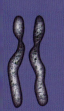
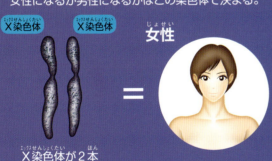
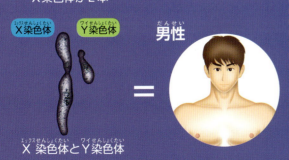

性染色体（23番目の染色体）
女性になるか男性になるかはこの染色体で決まる。

- 10番染色体
- 22番染色体
- X染色体が2本 ＝ 女性
- X染色体とY染色体 ＝ 男性

SPOTLIGHT

2セットのゲノムでその人の設計図が完成！

23本の染色体のDNAにしるされた、1セットの遺伝情報を**ゲノム**という。人間は染色体を2セットもっているので、ゲノムも2セットある。DNAはその人の設計図のようなものだが、設計図をすべて完成するには、2セットのゲノムが必要ということだ。

マルチアングル人体図鑑 いのちと細胞 25

細胞分裂

分身をつくってふえる

細胞は、分裂してじぶんと同じコピーをつくりだすことでなかまをふやす。右の図を見ながら、分裂のようすをたどっていこう。

分裂するときは、まず、核の中でDNAがコピーされて、2倍のDNAができる。つぎに、DNAがあつまって、2セットの染色体があらわれる。染色体は1セットずつ、細胞のはしとはしに分かれていき、細胞が2つに分裂する。そうして、同じ細胞が2つできあがる。

体細胞分裂

からだのほとんどの細胞は、**体細胞分裂**といって、右の図のような分裂をするが、神経細胞や血液細胞など分裂しない細胞もある。また、卵子と精子は**減数分裂**という分裂をする。

たんぱく質をつくるなかま

DNAという設計図から、からだの材料となるたんぱく質をつくるためには、**RNA**（リボ核酸）と、**リボソーム**（→P19）というなかまが必要だ。RNAには、いくつかの種類とやくわりがあるが、最初のしごとは、DNAの情報をコピーして、核の外に運びだすこと。リボソームはその情報をもとに、たんぱく質をつくっている。

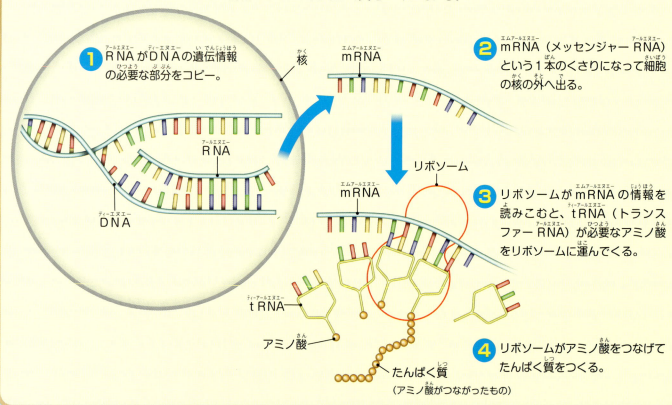

1. RNAがDNAの遺伝情報の必要な部分をコピー。
2. mRNA（メッセンジャーRNA）という1本のくさりになって細胞の核の外へ出る。
3. リボソームがmRNAの情報を読みこむと、tRNA（トランスファーRNA）が必要なアミノ酸をリボソームに運んでくる。
4. リボソームがアミノ酸をつなげてたんぱく質をつくる。

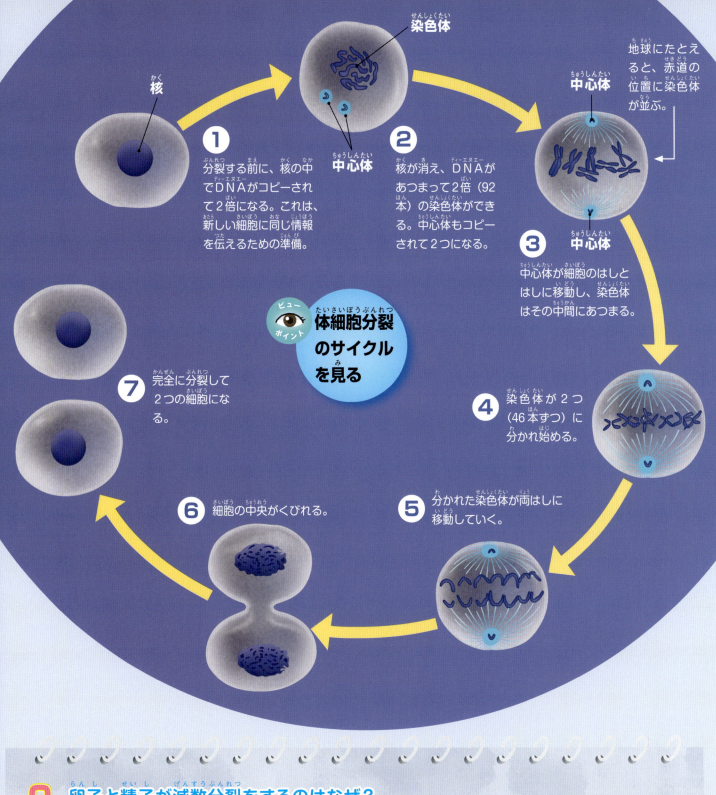

体細胞分裂のサイクルを見る

1. 分裂する前に、核の中でDNAがコピーされて2倍になる。これは、新しい細胞に同じ情報を伝えるための準備。
2. 核が消え、DNAがあつまって2倍（92本）の染色体ができる。中心体もコピーされて2つになる。
3. 中心体が細胞のはしとはしに移動し、染色体はその中間にあつまる。
4. 染色体が2つ（46本ずつ）に分かれ始める。
5. 分かれた染色体が両はしに移動していく。
6. 細胞の中央がくびれる。
7. 完全に分裂して2つの細胞になる。

地球にたとえると、赤道の位置に染色体が並ぶ。

Q 卵子と精子が減数分裂をするのはなぜ？

A　ふつうの細胞は、染色体を2セットもっている。ところが、卵子と精子は、染色体を1セットしかもっていない。それは、もとの細胞から精子や卵子ができるときに減数分裂をするからだ。

　減数分裂では、体細胞分裂とちがって、分裂を2回する。その2回目のときは、DNAがコピーされないで、染色体が1セットだけの細胞ができる。この細胞が、卵子や精子になるのだ。

　卵子と精子が受精（→P12）したとき、ふたたび2セットの染色体をもった細胞になる。これが、母親の染色体と、父親の染色体を1セットずつもらってできた、赤ちゃんになる細胞、つまり受精卵だ。

どんな細胞にも変身できる iPS細胞

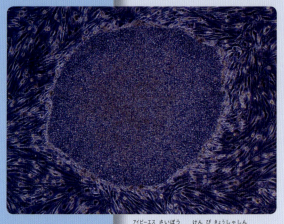

iPS細胞の顕微鏡写真
（京都大学教授 山中伸弥）
※iPS細胞は、英語の induced pluripotent stem cell を略してつけられた。

細胞は、分裂してじぶんとまったく同じ細胞をつくりながらなかまをふやす。でも、16ページで見たように、細胞にはいろいろな種類がある。それはなぜだろう？

さまざまな細胞のもとになるのは、**幹細胞**という細胞だ。受精卵は、卵割（→P13）しながら、一部が幹細胞になり、皮膚になる細胞や、骨になる細胞などに分かれていく。これを**分化**という。分化した細胞は、しぜんに幹細胞にもどることはない。ところが研究によって、分化した細胞を人工的に幹細胞にもどすことに成功した。それが **iPS細胞**（人工多能性幹細胞）だ。iPS細胞はいま、医療に応用するための研究がすすめられている。

iPS細胞がつくられ、医療に応用されるまで

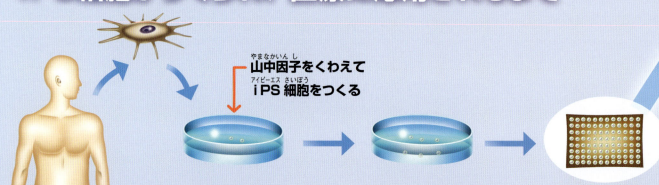

山中因子をくわえて iPS細胞をつくる

1 皮膚などの細胞を採取する。
※現在は、血液を採取してiPS細胞をつくっている。

2 山中教授らが選びだしたいくつかの遺伝子、「山中因子」をくわえて、細胞を分化する前の状態にもどす方法でiPS細胞をつくる。
※現在は、山中因子とはちがう遺伝子がつかわれている。

3 必要な細胞になるような条件をくわえて、細胞を育てながらふやす。たとえば目の網膜細胞が必要だったら、網膜細胞になれる条件をくわえる。

4 できあがった細胞をからだに移植できるように、シートにする。

⑤ 元の細胞の悪くなった部分を取りのぞき、そこに❹のシートを移植する。

黄斑部
網膜の中心部。ここに悪い変化がおきて、ものが見えなくなっていく病気がある。

悪い部分を取りのぞく

シートにした細胞を移植

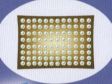

網膜

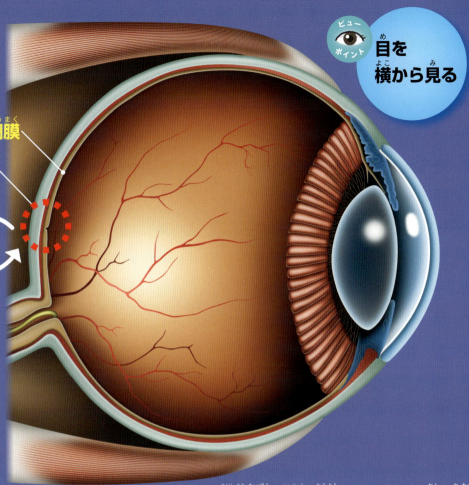

ビューポイント **目を横から見る**

※はじめて iPS 細胞が医療に応用されたのは 2014 年。加齢黄斑変性という視力がだんだん低下してしまう目の病気の進行をくいとめるために、iPS 細胞からつくった細胞のシートを目の網膜に移植する手術がおこなわれた。

再生医療のさまざまな可能性

　iPS 細胞をつくるために重要なやくわりをつとめた山中伸弥教授は、2012 年にノーベル賞を受賞した。そのあと、たくさんの研究者が iPS 細胞をつかった研究をすすめているが、それはなぜだろうか？
　からだのどこかが悪くなったときや、一部をうしなったときなどに、細胞や組織を移植し、その部分を新しくつくって治す医療を**再生医療**という。iPS 細胞は、からだのほとんどすべての細胞になるので、再生医療への応用が期待されているのだ。目の治療につづいて、iPS 細胞からつくった心筋シートを移植して心臓病を治す、神経細胞を移植してパーキンソン病を治すなど、治療がむずかしい病気への応用がすすめられている。

Q ES 細胞って何？

A 　iPS 細胞のように、いろいろな細胞になれる細胞を、**万能細胞**とよぶことがある。iPS 細胞より先につくりだされた万能細胞があり、それが**ES細胞**だ。ES 細胞は、からだから取り出した卵子を人工的に授精させて育てた、胚盤胞（→P13）からつくられる。ES 細胞は iPS 細胞より長いあいだ研究がつみ重ねられているが、iPS 細胞にはない問題もある。赤ちゃんになれる可能性をもった胚盤胞をつかうことだ。このことがよいかどうかは、今も議論がつづけられている。

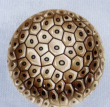

マルチアングル人体図鑑 いのちと細胞
さくいんと用語解説

あ

RNA ……………………………………… 26
iPS細胞 ……………………………… 28, 29
アミノ酸 ……………………………… 21, 26
ES細胞 ………………………………… 29
遺伝子 ………………………………… 25
遺伝情報 ……………………………… 22〜25
陰茎 …………………………………… 8〜11
陰のう ………………………………… 8〜10
栄養吸収細胞 ………………………… 17
液胞 …………………………………… 19
X染色体 ……………………………… 24, 25
塩基 …………………………………… 22, 23
オートファジー ……………………… 20, 21

か

核 ……………………… 6, 11, 18, 19, 22, 27
幹細胞 ………………………………… 28
器官 …………………………………… 16, 17
　さまざまな組織があつまって、同じ目的のためにはたらいているまとまり。たとえば、胃という器官や、心臓という器官がある。
器官系 ………………………………… 17
クリステ ……………………………… 20
クロマチン …………………………… 23
血液細胞 ……………………………… 16
月経 …………………………………… 5, 7
結合組織 ……………………………… 16
　器官と器官や、組織と組織のあいだにあり、たがいを結びつけるやくわりをする組織。
血小板 ………………………………… 16
ゲノム ………………………………… 25
減数分裂 ……………………………… 26, 27
睾丸 …………………………………… 9, 10
喉頭 …………………………………… 9
　のどの前側にある、空気のとおり道。
肛門 …………………………………… 5, 9
声変わり ……………………………… 9
骨格筋の細胞 ………………………… 17
骨細胞 ………………………………… 16

骨盤 …………………………………… 4, 8
　左右の寛骨と、脊柱の一部である仙骨と尾骨でできた骨格。
ゴルジ体 ……………………………… 18, 19, 21

さ

再生医療 ……………………………… 29
臍帯 …………………………………… 14, 15
細胞 …………………………………… 16〜22
細胞質 ………………………………… 18, 19
細胞小器官 …………………………… 18, 20, 21
細胞分裂 ……………………………… 26
細胞壁 ………………………………… 19
細胞膜 ………………………………… 18, 19
子宮 …………………………………… 4〜7, 12〜14
子宮頸管 ……………………………… 6, 12, 15
子宮体 ………………………………… 6, 12, 15
子宮内膜 ……………………………… 7, 13, 14
思春期 ………………………………… 5, 6, 9, 10
脂肪細胞 ……………………………… 16
射精 …………………………………… 9, 11
射精管 ………………………………… 9, 10
受精 …………………………………… 12, 13
受精卵 ………………………………… 13, 14, 28
上皮細胞 ……………………………… 17
小胞体 ………………………………… 18, 19, 21
植物細胞 ……………………………… 19
神経細胞 ……………………………… 17, 26
精液 …………………………………… 10, 11
精管 …………………………………… 9, 10, 11
精細管 ………………………………… 11
精子 …………………… 6〜8, 10〜13, 16, 25〜27
生殖 …………………………………… 4
生殖器 ………………………………… 4, 8, 14
性染色体 ……………………………… 25
精巣 …………………………………… 8〜11
精巣上体 ……………………………… 11
成長ホルモン ………………………… 5
　子どものときは、身長を伸ばすはたらきをする。おとなになってからも、骨、筋肉、

皮膚などを健康にたもつために必要なホルモン。
精のう ………………………………… 8〜10
性ホルモン …………………………… 5
　生殖器が発育したり、はたらいたりするために必要なホルモン。大きく分けると、女性ホルモンと男性ホルモンがある。
赤血球 ………………………………… 16
線維芽細胞 …………………………… 16
染色体 ………………………………… 23〜27
前立腺 ………………………………… 8〜10
組織 …………………………………… 16, 17
　同じすがた形をして、同じやくわりをもっている細胞のあつまり。

た

体細胞分裂 …………………………… 26, 27
胎児 …………………………………… 10, 14, 15
胎盤 …………………………………… 14, 15
たんぱく質 …………………………… 21, 23, 26
恥骨 …………………………………… 4, 5, 8, 9
膣 ……………………………………… 4〜6, 12, 15
着床 …………………………………… 13, 14
中心体 ………………………………… 18, 19, 27
直腸 …………………………………… 5, 9
DNA ………………………………… 22〜27
透明帯 ………………………………… 6, 12

な

尿管 …………………………………… 10
尿道 …………………………………… 5, 9, 10
妊娠 …………………………………… 14

は

胚子 …………………………………… 14
胚盤胞 ………………………………… 13, 28, 29
排卵 …………………………………… 6, 7
白血球 ………………………………… 12, 16
　からだに入ってきた細菌などの外敵を、つかまえたり分解したりして、からだを守る血液細胞。

30

万能細胞	29
ヒストン	23
副睾丸	11
分化	28
平滑筋の細胞	17
へその緒	14, 15
膀胱	5, 8, 9
放線冠	6
ホルモン	5

からだの中のバランスや、器官のはたらきを調整する物質。たとえば、からだの水分量をいつも同じに保つためにもホルモンがはたらいている。

ま・や・ら・わ

マトリックス	20
ミトコンドリア	11, 18〜20
羊水	15
卵割	13
卵管	4〜7, 12
卵子	6, 7, 12, 13, 16, 25〜27
卵巣	4〜7, 12
リソソーム	18〜21
リボ核酸	26
リボソーム	18, 19, 21, 26
リンパ球	16
Y染色体	24, 25

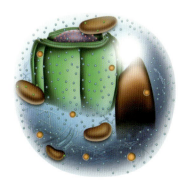

考えてみよう　遺伝子を人が変えてだいじょうぶ？

　遺伝子の情報は、A・T・G・Cという4つの文字で書かれています。A・T・G・Cは、じっさいには塩基という物質ですが、その並び方によって情報が伝えられます。

　人間は、遺伝情報を読みとることができるようになり、それを科学技術に応用するようになりました。たとえば、ある作物に、微生物などの遺伝子を組みこむことで、害虫に強い作物をつくるといった技術です。それは、「とてもいいことだから、じょうずに利用しよう」という人がいる一方で、「人間がかってに、自然を変えていいの？」「その作物を食べて安全だと、ほんとうに言いきれるの？」と、反対する人もいます。

　遺伝子の一部を変えることは、医療への応用も研究されています。これまで治すことがむずかしかった病気が、遺伝子治療という方法で、治せるかもしれないのです。この場合も、「その病気が治っても、べつの病気になってしまわないか」という、安全の確認がとても重要です。技術が進歩するときは、そのつかい方をまちがえないように、いろいろな意見を聞き、なんどもなんども確かめながら、すすめていく必要があります。

マルチアングル人体図鑑　いのちと細胞

2017年10月25日　第1刷発行
2021年 4月 1日　第2刷発行

監修／高沢謙二
絵／松島浩一郎
文／川島晶子（ダグハウス）
編集協力／岩原順子
アートディレクション／石倉昌樹
デザイン／隈部瑠依　近藤奈々子（イシクラ事務所）

発行所／株式会社ほるぷ出版
発行者／中村宏平
〒102-0073　東京都千代田区九段北1-15-15
電話／03-6261-6691
https://www.holp-pub.co.jp

印刷／共同印刷株式会社
製本／株式会社ハッコー製本

NDC491　210×270ミリ　32P
ISBN978-4-593-58761-2　Printed in Japan

落丁・乱丁本は、小社営業部宛にご連絡ください。
送料小社負担にて、お取り替えいたします。